DE LA CONSTITUTION MÉDICALE

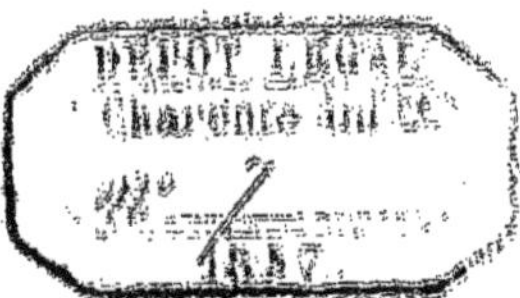

DE ROCHEFORT,

Par M. Maher, Directeur du service de Santé de la Marine,
au port de Rochefort.

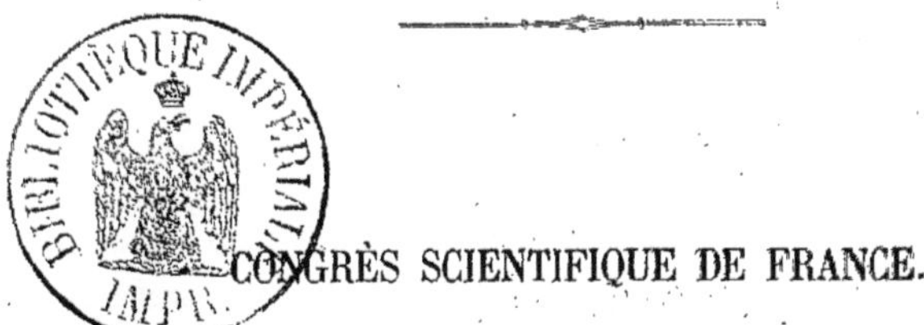

CONGRÈS SCIENTIFIQUE DE FRANCE.

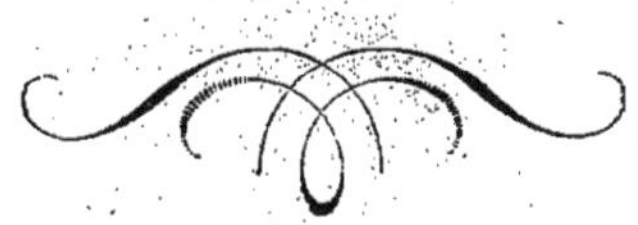

ROCHEFORT,
IMPRIMERIE CH. THÈZE, RUE DES FONDERIES, 72.

1857.

DE LA CONSTITUTION MÉDICALE DE ROCHEFORT,

Par M. Maher, Directeur du Service de Santé de la Marine.

RÉPONSE A LA XVe QUESTION DE LA 3e SECTION (SCIENCES MÉDICALES) AINSI CONÇUE :

« *La constitution médicale de Rochefort et des arrondissements*
« *voisins s'est-elle modifiée depuis 25 ans, et sous l'influence de*
« *quelles mesures hygiéniques est survenu ce changement ?* »

MESSIEURS,

C'est à la statistique qu'il faut s'adresser pour trouver la réponse à la première partie de cette question ; les nombres seuls peuvent, en effet, préciser le degré de salubrité ou d'insalubrité d'un pays, et il semble, au premier abord, que rien ne soit plus facile que d'arriver à un résultat positif en alignant, pendant une longue période, les chiffres :

1° De la population ;
2° Des naissances ;
3° Des décès.

Soit, par exemple, une ville X, renfermant 15,000 habitants, qui, fidèles à leur patrie, ne quittent jamais le sol qui les a vu naître, et, jaloux de leurs droits, n'admettent point d'étrangers parmi eux ; vous aurez là les éléments d'une statistique rigoureuse, et l'état-civil vous fournira sans peine des notes qui mettront en lumière, au bout d'un certain nombre d'années, les modifications survenues dans la population ; il s'agit uniquement de peser le nombre des naissances et des décès, l'équilibre des plateaux de la balance ou l'inclinaison de l'un d'eux vous donnera d'un seul coup la solution du problème cherché.

Mais cette fixité des populations ne se réalise nulle part; l'homme est essentiellement mobile parce qu'il obéit sans cesse à l'attrait du plaisir, au besoin de locomotion inné en lui, ou aux prescriptions du devoir; de là surgit la nécessité de partager toute population en deux catégories: l'une, dite municipale, qui est fixe ou à peu près; l'autre, flottante, essentiellement variable. On conçoit dès lors combien d'irrégularités doivent se glisser dans les essais de statistique tentés jusqu'ici; les décès portent sur tous, les naissances n'appartiennent guère qu'à la fraction sédentaire des habitants, et par conséquent, à mesure que la population flottante s'accroît, vous multipliez les chances d'erreur dans vos calculs ordinaires. Les différentes villes, sous ce rapport, sont séparées les unes des autres par des nuances d'autant plus prononcées que le chiffre de la population fixe est lui-même moins élevé; eh bien! sous ce rapport, Rochefort est dans des conditions moins favorables que toutes les villes de France; le recensement qui vient de finir donne pour population fixe......... 21,372 habitants.

La population flottante s'élève à 7,626.

Je ne mets pas en doute la vérité du premier chiffre; mais le second m'est singulièrement suspect. Je suis loin d'accuser de négligence ceux qui en ont fourni et ceux qui en ont recueilli les éléments; je constate, au contraire, leur impuissance absolue à mieux faire, et voici pourquoi : la population flottante est composée, à Rochefort, des troupes de la marine et de la garnison et des ouvriers de levée; les chefs de ces divers corps donnent à la mairie le chiffre de leur effectif pour le jour même où il leur est demandé; mais ce chiffre est passible d'oscillations fort étendues, il ne répond pas exactement aux mutations du passé et ne peut prévoir celles de l'avenir; cela est si vrai que, puisant aux mêmes sources que la municipalité, je suis arrivé, en tenant compte de tous les mouvements d'une année, à des résultats bien autrement significatifs.

Ainsi, en 1854, la population flottante s'est élevée à 11,071; en 1855, à 12,147. Elle est ainsi décomposée :

	1854.	1855.
Gendarmerie.	42	43
Ouvriers de l'arsenal.	4087	5614
Équipages de ligne.	4657	3865
Infanterie de marine.	1486	2164
Artillerie de marine.	186	107
Ouvriers d'artillerie.	120	123
Troupes de terre.	493	231
TOTAUX.	11071	12147

Parmi les ouvriers de l'arsenal, il en est peut-être un tiers qui ont vraiment leur domicile à Rochefort et qu'il faudrait ainsi reporter à la classe de la population fixe; mais cette soustraction sera facilement comblée par les équipages des navires de guerre et du commerce qui, armés dans les autres ports, viennent faire, à Rochefort, un séjour plus ou moins prolongé.

Il ressort de cet exposé des conséquences de nature à exercer une grave influence sur la question que nous étudions.

Dans le cas, par exemple, où les décès l'emporteraient à Rochefort sur les naissances, nous aurions à tenir compte :

1° Des décès qui incombent à la population flottante, et qui constituent presque exclusivement le nécrologe de l'Hôpital de la Marine;

2° Des décès de nos marins qui succombent à la mer et qui figurent cependant au dossier de l'état-civil ;

3° Des décès des divers employés de l'État qui, ayant contracté dans les colonies une affection dangereuse, dyssenterie, cachexie paludéenne, colique sèche, chloro-anémie, etc., viennent demander à la France une guérison impossible et grossissent ainsi la liste fatale.

Ces réflexions préliminaires ainsi posées, nous avons hâte d'entrer dans le vif de la question; les tableaux suivants sont empruntés aux travaux patients et consciencieux de M. Viaud, secrétaire de la mairie, et de M. Lefèvre, aujourd'hui directeur du service de santé à Brest, aux recherches desquels je me plais à rendre ici un public et éclatant hommage.

D'après les recensements officiels, la population fixe de Rochefort s'est élevée :

Dans l'an VIII,	à	15,000 âmes.
en 1806,	à	14,615
en 1820,	à	12,389
en 1822,	à	13,379
en 1826,	à	12,909
en 1831,	à	14,040
en 1836,	à	14,516
en 1841,	à	15,955
en 1846,	à	17,715
en 1851,	à	18,634
Elle s'élève en 1856,	à	21,372

Il semble que la commission du Congrès Scientifique chargée de la rédaction du programme ait eu connaissance des oscillations de population que révèlent les nombres précédents, quand elle a posé la question portée en tête de cette note. Voyez, en effet, le chiffre s'abaisser de l'an VIII à 1820, tenter de se relever en 1822 pour tomber encore en 1826; à partir de 1831, au contraire, suivre jusqu'à cette année un mouvement de progression constante. Quelle que soit la cause de cette augmentation dans les dernières vingt-cinq années, et nous arriverons à la mettre en lumière, elle constitue un fait d'autant plus important à noter qu'il s'accorde avec cette opinion générale que, pendant cette même période, l'assainissement de Rochefort a fait de continuels progrès.

Une preuve nouvelle et inévitable de cette amélioration est fournie par les chiffres de la vie moyenne, à Rochefort, calculée depuis 1790 jusqu'à nos jours, par période de dix années. Ainsi la longévité moyenne a été :

En 1799,	de	19	ans	10	mois	6	jours.
en 1809,	de	26	—	8	—	19	
en 1819,	de	25	—	5	—	10	
en 1829,	de	28	—	6	—	27	
en 1839,	de	32	—	5	—	18	
en 1849,	de	32	—	10	—	18	

C'est sans contredit le témoignage le plus authentique en faveur de la salubrité croissante du pays. On ne manquera pas d'objecter cependant que la vie moyenne, en France, était de 31,8 ans vers 1817; de 34 ans, dix-sept ans plus tard, et qu'elle est maintenant de 36,7 ans; qu'ainsi Rochefort reste toujours au-dessous du niveau commun et que, par conséquent, sa constitution médicale laisse énormément à désirer. Ce reproche est plus spécieux que réel. En effet, théoriquement parlant, dans une population considérée comme à peu près stationnaire, la population est égale aux naissances annuelles multipliées par la durée de la vie moyenne (*). Appliquons cette règle à Rochefort pour l'année 1855. Elle a compté 633 naissances; la vie moyenne a été de 32 ans 10 mois 18 jours : donc la population aurait dû être de 20,814; or, si on tient compte seulement de la population fixe, elle ne s'élève qu'à 18,834; si on y ajoute la population flottante, estimée par la Mairie à 5,696, on arrive à 24,330. Dans l'un et l'autre cas, le calcul posé comme principe par le Bureau des Longitudes, se trouve faux : ce n'est pas lui

(*) Annuaire du Bureau des Longitudes pour 1855, p. 195.

qui peut avoir tort; il faut donc découvrir ailleurs cette source d'erreurs. Rien n'est plus facile. Dans la même année 1851, que j'ai prise pour type, le nombre des décès en ville a été de 564; admettons pour un instant que l'existence moyenne de ces 564 décédés ait été de 36,7 ans; à quel chiffre de population totale arriverions-nous? A 23,231, différant fort peu, comme on le voit, de l'appréciation municipale. Mais à ce total des décès signalés, il faut en ajouter 115 survenus à l'hôpital et portant exclusivement sur des employés de la marine à divers titres, infanterie de marine, équipages de ligne, ouvriers de l'arsenal, troupes de la guerre, etc., tous ou presque tous provenant du recrutement ou de l'inscription, compris dans la population flottante, et d'un âge qui varie entre 20 et 30 ans, soit 25 ans en moyenne. Sur 84 décès survenus à l'hôpital du 1er janvier au 1er septembre 1856, 57 portent sur des jeunes gens de 19 à 25 ans. Eh bien! si vous faites figurer à côté de vos 564 décès à 36,7 ans ces 115 à 25, vous faites descendre le chiffre de la vie moyenne à 33,2 ans, c'est-à-dire à une minime distance de ce qu'il était en 1849. Si maintenant, d'un autre côté, vous vous rappelez que la population flottante est de beaucoup supérieure à l'estimation dite officielle, qu'elle n'est pas productive pour les naissances, tandis qu'elle est comptée pour les décès, vous vous expliquerez pourquoi l'équilibre paraît rompu à Rochefort, et vous pourrez dire hardiment que la mortalité ici est à peine aujourd'hui ce qu'elle est partout ailleurs.

Les éléments d'appréciation qu'on empruntait à la somme des naissances sont bien loin d'avoir la même valeur; le nombre de celles-ci peut en effet présenter les variétés les plus infinies, sans que ces écarts doivent être attribués à l'influence sanitaire du pays. Le nombre des mariages contractés annuellement à Rochefort doit, par exemple, être pris en sérieuse considération, quand on veut faire une statistique exacte des naissances; eh bien! nous voyons que le rapport des naissances et des mariages à la population a été toujours par périodes décennales :

	Naissances.	Mariages.
En 1799,	1 à 19,6	1 à 55,1
en 1809,	à 1 25,1	1 à 83,4
en 1819,	» à »	» à »
en 1829,	1 à 29	1 à 94
en 1839,	1 à 33,5	1 à 100
en 1849,	» à »	» à »

Quelque incomplet que soit ce résumé, il porte avec lui un enseignement précieux. Nous voyons les mariages, à mesure que nous approchons de l'époque actuelle, devenir de plus en plus rares, et, comme conséquence forcée, les naissances subir une réduction analogue. Est-ce aux conditions climatériques qu'il faut s'en prendre ? En aucune façon; c'est à la dépréciation de l'argent : le prix des choses de première nécessité aussi bien que des objets de luxe a tellement haussé, les besoins factices introduits par une prétendue civilisation se sont multipliés à ce point que l'institution sainte du mariage est devenue généralement une affaire de spéculation, et qu'on l'entame dans les cas seulement où elle promet de notables bénéfices matériels ; par la crainte de la pauvreté on se marie peu, et si l'on se marie, on a peu d'enfants. Cette conclusion triste mais rigoureuse ne s'applique nulle part aussi bien qu'à Rochefort, pays presque exclusivement occupé par des fonctionnaires sans autre fortune que leurs modiques appointements, et qui sont obligés de calculer au plus juste sur les proportions d'un budget extrêmement réduit.

Si maintenant, puisant encore aux mêmes sources, nous voulons connaître — point le plus essentiel — le rapport des décès à la population, voici le résultat que nous fournit le tableau de M. Viaud :

En 1799,	1 à 16,44	— en 1794, 1 à 12
en 1809,	1 à 19,30	
en 1819,	1 à 26,61	— en 1804, 1 à 12,10
en 1829,	1 à 26,36	
en 1839,	1 à 30,15	
en 1849,	1 à 34,83	
en 1854,	1 à 36,08	

Est-il possible de constater, sous le rapport de l'assainissement, une amélioration plus marquée et plus soutenue! Et il faut se rappeler encore que les calculs de M. Viaud ont toujours pris pour base un chiffre de population flottante inférieur à la réalité, de telle sorte que la proportion de la mortalité doit descendre à 2 1/2 pour cent tout au plus, au lieu d'approcher de 3 pour cent pour l'année 1854. Jugez enfin, par un exemple, des non valeurs qu'il faut déduire de votre somme totale des décès, si vous voulez l'interpréter avec conscience. En 1854, que je prends pour terme de comparaison,

Le total général des naissances a été de. . . 644
Le total des décès, de 814

Dont 625 seulement appartiennent à la population, tandis que 189 portent sur des Français étrangers à la ville. C'était, en outre, une année fertile en épidémies. Le choléra a fait 133 victimes, la variole 25, et enfin le nombre des morts accidentelles a été de 12.

Ainsi, pour condenser les données précédentes en quelques résultats généraux, nous pourrons dire :

1° La population fixe de Rochefort s'est élevée de 12,389, en 1820, à 21,372, en 1856;

2° La vie moyenne qui était, en 1819, de 25 ans 5 mois et 10 jours, était, en apparence, en 1849, de 32 ans 10 mois 18 jours; avec la population flottante, elle est de 36,7 ans comme pour le reste de la France;

3° En 1819, il mourait 1 sur 26,61; en 1854, 1 sur 36,08.

On est donc en droit de proclamer que la salubrité de Rochefort s'est heureusement et progressivement modifiée depuis le commencement de ce siècle, et que les 25 dernières années surtout ont réalisé un progrès incontestable.

Mais les termes généraux de cette conclusion ne nous suffisent pas; il est essentiel d'invoquer de nouveaux arguments pour l'établir sur un terrain plus solide encore, et, dans ce but, je vais aborder les détails de la constitution médicale. C'est surtout à la statistique pathologique de l'Hôpital de la Marine que je pourrai emprunter ce nouveau genre de preuves, parce que le travail pour la commune entière est jusqu'à ce jour resté incomplet.

Que le choléra sévisse ici comme ailleurs ; que les affections de poitrine, pleurésie, pneumonie, phthisie pulmonaire, croup, angine couenneuse ; que les maladies des centres nerveux fassent de nombreuses victimes, ainsi qu'on le constate partout ; personne n'a le droit de s'en émouvoir et d'en faire la base d'un grief contre notre pays, sous peine d'envelopper dans le même anathème toute la France ; que dis-je, le monde entier ? Précisons donc bien le côté de l'attaque ; indiquons, sans détour, le prétendu défaut de la cuirasse. Quand on parle de l'insalubrité de Rochefort, ce reproche, vague en apparence, s'adresse exclusivement aux fièvres intermittentes endémiques qui, pendant les mois d'août, septembre et octobre, c'est-à-dire pendant la saison caniculaire, revêtent la forme épidémique.

Eh bien ! il faut l'avouer, ce reproche a été mérité dans un temps, mais le formuler aujourd'hui dans les mêmes termes, c'est évidemment faire de l'anachronisme.

Certes, en 1793, quand la ville comptait 1,254 décès, et l'hôpital 1,875 ; quand, en 1805, le nombre total des morts s'élevait à 1,955, les accusations d'insalubrité n'étaient que trop légitimes ; mais, qu'on y fasse bien attention, l'élévation extrême de ces chiffres déplorables met entre nos mains des armes puissantes pour repousser les agressions qui, fondées jadis, n'ont plus maintenant leur raison d'être.

Remarquons en effet la moyenne de la mortalité à l'hôpital, par période décennale :

En 1799,	708 décès.
en 1809,	609
en 1819,	375
en 1829,	314
en 1839,	194
en 1849,	199
De 1850 à 1855,	125

Les décès se trouvent donc réduits en 1855 de plus de 5/6 par rapport à l'année 1799, et de 3/5 par rapport à 1829. C'est pourtant depuis cette dernière époque que le choléra est venu ajouter son fatal apport à la table nécrologique, et ce fait ne donne que plus de force à notre argumentation.

Les miasmes paludéens, tel est notre ennemi réel, tel est aussi le fantôme qu'on évoque sans cesse devant nous. Cherchons la vérité en la dégageant de toutes les exagérations qui la voilent.

Il y a trente-cinq ou quarante ans, les émanations palustres exerçaient encore, à Rochefort, sur la santé publique, une influence désastreuse; non seulement les fièvres intermittentes étaient nombreuses et tenaces, mais elles se compliquaient souvent d'accès pernicieux qui mettaient la vie en péril, ou elles conduisaient les malades, à la suite de fréquentes récidives, à un état de chloro-anémie qui se traduisait par des engorgements viscéraux et des hydropisies générales, principe d'un nouveau danger. A cette époque, la nouvelle génération portait sur l'ensemble de sa constitution l'empreinte de cette cachexie, de débilité profonde que lui léguait une funeste hérédité ; à cette époque, malgré le chiffre restreint de la population maritime, l'hôpital regorgeait de malades, et la succursale de Saintes était un *diverticulum* obligé. Certes, il est inutile d'invoquer le secours des chiffres pour démontrer l'heureux changement qui s'est opéré depuis lors : dans les mois les plus néfastes des plus mauvaises années, le nombre des malades en traitement à l'hôpital n'excède pas 500, malgré l'accroissement de la population maritime ; l'hôpital de Saintes reste fermé depuis 1836 ; les fièvres pernicieuses deviennent de plus en plus rares; l'intoxication paludéenne chronique a perdu de sa puissance ; les gros ventres et le teint couleur jaune paille sont passés à l'état de mythe, et nos jeunes enfants font notre orgueil par leur robuste embonpoint et la fraîcheur de leur carnation. Peut-être cependant ces affirmations ne séduiront pas tout le monde ; on est sceptique à bon droit dans le siècle où nous sommes, et la confiance ne va guère qu'à celui qui, preuves en mains, s'en montre digne. Prouvons donc :

Interrogeons d'abord un tableau dû à M. Lefèvre et dressé dans un but autre que celui que je poursuis. Dans un mémoire intitulé : *De l'influence des lieux marécageux sur le développement de la phthisie et de la fièvre typhoïde*, je trouve, page 15 :

« Voulant connaître dans quel rapport les affections de poitrine » se développent avec les autres maladies, et surtout avec les fièvres » endémo-épidémiques, nous avons constaté que, du 1er mai 1840 » au 31 décembre 1844, sur 6,698 malades admis dans le service » du premier médecin en chef, 173 avaient succombé, et que les » maladies traitées ou qui sont devenues cause de mort étaient ainsi » distribuées :

Fièvres intermittentes. . . .	3612	cas ayant fourni	3 décès.
Fièvres pernicieuses. . .	40	—	10
Fièvres typhoïdes.	33	—	11
Maladies de poitrine. . . .	1344	—	93
Maladies des organes digestifs.	269	—	18
Maladies des autres appareils.	1380	—	38
Ensemble. . .	6698	—	173

Or, le service du premier médecin en chef ne comprend pas tout à fait le quart des fiévreux de l'hôpital; ce relevé de sa clinique pour une période de près de 5 ans, représente donc à peu près l'équivalent de toutes les maladies traitées, pendant une année, dans l'hôpital entier. Il en résulte que l'on peut compter, comme moyenne annuelle, de 1840 à 1844, 3652 cas de fièvres intermittentes. Nous verrons, dans des statistiques postérieures, ce chiffre baisser singulièrement; mais déjà une remarque fondamentale se présente à notre esprit, c'est que sur un total de 173 décès, les fièvres intermittentes ne figurent que pour 13. Soit moins de 1/13.

Dans la statistique médicale de Rochefort pour 1849 et 1850, notre savant compatriote indique bien, à la page 18, les causes de la mortalité de toute la commune, dans le tableau suivant :

CAUSES DE LA MORTALITÉ.	1845.	1846.	1847.	1848.	1849.	1850.
Maladies de la poitrine.	312	253	381	294	270	218
Fièvres diverses. . . .	95	82	66	89	106	56
Maladies de l'abdomen.	79	160	49	46	40	59
Maladies de la peau. .	43	29	45	26	37	14
Maladies des centres nerveux.	91	88	108	105	100	102
Maladies de l'appareil circulatoire.	12	5	13	12	36	33
Maladies diverses. . .	72	102	115	119	133	79
Choléra asiatique. . .	»	»	»	»	541	»
Morts accidentelles. . .	33	25	38	33	33	22

Mais le titre général de fièvres diverses et de maladies diverses laisse trop de vague à l'interprétation pour que nous puissions nous croire en droit d'en tirer parti.

Heureusement, à la page 9 de la même publication, nous trouvons le résumé fort instructif des observations faites sur une population spéciale qui, soumise à une surveillance attentive, ne laisse aucune prise à l'erreur. En dehors de la mortalité cholérique, le bagne de Rochefort, en 1850, sur un effectif de 1,000 forçats, en a perdu 47. Les causes de cette mortalité ont été :

Pleurésies et pneumonies.	18
Phthisies pulmonaires.	8
Fièvres typhoïdes.	3
Fièvres pernicieuses.	4
Affections cancéreuses.	4
Apoplexies cérébrales.	2
Hydropisies.	2
Affections diverses.	6
Ensemble.	47

Les décès pour fièvres intermittentes ne représentent donc en 1850 que un peu moins de 1/11, résultat moins avantageux en apparence que celui signalé précédemment, mais plus favorable si l'on réfléchit qu'il se rapporte aux forçats; dans les bagnes, en effet, comme dans les maisons de détention, le chiffre des décès est toujours plus élevé comparativement que celui des classes libres; les documents fournis par M. Chassinat mettent ce fait hors de doute pour Nîmes, Riom, Limoges, Clairvaux, etc., etc.

Pour jeter un nouveau jour sur cette face de la question que j'étudie, je tiens à présenter un résumé médical des faits recueillis à l'hôpital de la marine dans l'année 1855; ce sera, je l'espère, un dernier et solide argument en faveur de l'opinion que je soutiens avec une conviction profonde.

J'ai dit, en commençant, que la population flottante, pour 1855, était de 12,147; en y ajoutant 818 agents divers, soumis au contrôle du bureau des revues, il en résulte que l'effectif des personnes ayant droit à l'admission à l'hôpital a atteint le chiffre de 12,965 individus.

Le nombre des malades admis dans cette période annuelle a été de. 7060

Le chiffre des décès a été de. 169

Le nombre des journées de malades a été de. 128,536

Ce qui donne pour chaque homme une moyenne de. . . 18,2

Cent hommes ont donné environ 56 malades, sur lesquels :

7 blessés;
38 fiévreux ;
8 vénériens ;
2 galeux ;
1 maladie de peau. — 1,3 morts.

Les décès ont été de 2,4 sur cent malades.

Les équipages de ligne ont fourni. . .	1,007	fiévreux.	26 0/0
Les troupes de marine.	1,531		63,9
Les ouvriers du port.	1,344		23,9
Les troupes de la guerre.	149		64,5

Ces proportions démontrent déjà que les troupes d'infanterie de marine et de la guerre sont plus fréquemment atteintes que les marins par les maladies internes, en tête desquelles il faut placer les fièvres intermittentes. Cela tient à ce que, dans l'année, les régiments de terre et de mer ont reçu de nombreuses recrues qui ont subi l'influence d'un nouveau climat et d'un changement brusque d'habitudes, tandis que les marins, familiarisés, par état, avec toutes les vicissitudes atmosphériques, rompus à tous les genres de vie, résistent avec plus de succès. Une autre conséquence à déduire de cette mmunité relative des équipages de ligne, est la réalité de l'assainissement progressif de Rochefort. Autrefois, en effet, la caserne des marins, située au sud de la ville, près de la porte de Martrou, recevant, de premier jet et sans abri, les émanations palustres transportées par les vents du midi, les plus insalubres de tous, était un foyer permanent de fièvres intermittentes; la population de ce même établissement se trouve aujourd'hui préservée à un degré notable, tandis que les casernes de l'infanterie de marine et de la guerre, qui occupent le nord de la ville, c'est-à-dire le quartier le plus sain, ont été atteintes dans une proportion infiniment supérieure. Donc les conditions climatériques se sont avantageusement modifiées; donc les prédispositions individuelles jouent un grand rôle dans le développement d'une affection épidémique dont le germe, s'il existe encore, ce que je suis loin de contester, a du moins perdu la plus grande partie de son activité.

Sur les 169 décès signalés comme formant le contingent de 1855, 12 appartiennent au service des blessés, 1 est dû au suicide, 1 autre est un cas de mort subite sans lésions cadavériques. La part qui revient aux fiévreux se trouve ainsi réduite à 155.

Une revue très rapide des principales maladies traitées dans l'année, donnera une nouvelle sanction aux conclusions formulées jusqu'ici.

Les cas de *fièvres intermittentes* vont à *1606*, c'est-à-dire qu'ils font à eux seuls presque le quart des maladies. Mais, heureuse compensation, pas un décès n'a été enregistré, et il est bon de noter, en passant, qu'en raison des récidives qui caractérisent ce genre d'affection, on peut réduire de beaucoup ce nombre de 1606 qui ne s'applique peut-être qu'à 11 ou 1200 individus.

28 cachexies paludéennes, dont un tiers au moins a été contracté à Cayenne. Un seul décès. S'il vous souvient, Messieurs, de ce que nous avons établi plus haut, le progrès sanitaire ne vous échappera point : de 1840 à 1844, les fièvres intermittentes ont donné. . . . . 1/13 des décès.

Au bagne, en 1850 . . . . 1/11

Et voici qu'en 1855, nous ne trouvons que. . . 1/155

Permettez-moi d'ajouter que 1854 n'a donné que. 1/194

1445 affections de poitrine. En additionnant les pneumonies, pleurésies, phthisies pulmonaires et laryngées, nous arrivons au chiffre de 1445 affections des voies respiratoires, c'est-à-dire à un nombre qui se rapproche de celui des fièvres intermittentes. L'analogie, malheureusement, ne peut être continuée plus loin, sous le rapport du pronostic particulièrement; 85 décès, en effet, incombent à cette catégorie de maladies; et si nous voulons spécifier davantage, nous trouvons que la mortalité a été :

Pour les pneumonies, de 16 0/0
— pleurésies, 7,7
— phthisies pulmonaires, 59
— angines laryngées, 16
— bronchites capillaires, 57
— fièvres intermittentes, 0 de 1 non point sur 100, mais sur 1634.

Les 69 décès restant sont dûs :

7 à la fièvre typhoïde;
27 aux fièvres éruptives, rougeole, scarlatine et variole ;
1 à la dyssenterie;
5 à la péritonite;
8 au choléra;
12 aux méningites cérébro-spinales;
5 à l'apoplexie ;

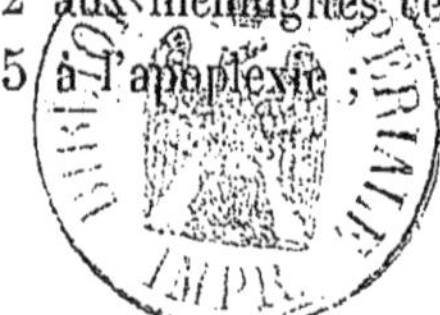

3 à la néphrite albumineuse ;
1 à une affection organique du cœur.

Permettez-moi, Messieurs, de donner un dernier coup de crayon au tableau que j'ai tenté d'esquisser.

Dans le courant de l'année 1855, le Conseil de Santé de la marine, que j'ai l'honneur de présider, a délivré 294 congés de convalescence et reconnu 140 marins absolument impropres à tout service; les fièvres intermittentes figurent pour 74 dans la première catégorie, pour 2 seulement dans la seconde.

Je m'arrête ici, et sans revenir sur mes pas, je me crois autorisé à conclure et affirmer bien haut que la constitution médicale de Rochefort qui déjà, en 1830, s'était heureusement modifiée, s'est considérablement améliorée depuis 25 ans.

Avons-nous réalisé tous les progrès possibles? Non encore certes; il reste encore beaucoup à faire, et c'est ce que va nous démontrer l'étude de la seconde partie de la question : *Sous l'influence de quelles mesures hygiéniques est survenu le changement* CONSTATÉ ?

Les marais sont le foyer des miasmes qui engendrent les endémies les plus meurtrières; le dessèchement est donc le remède indiqué en pareil cas, et c'est vers ce but qu'ont dû tendre les efforts des hommes qui ont pris en main les intérêts et la prospérité du pays.

Les travaux de dessèchement ne furent sérieusement entrepris que sous l'administration de M. l'intendant de Reverseaux, vers 1783. C'est alors que fut commencé le canal de Brouage, artère centrale de dérivation sur la rive gauche de la Charente. On construisit aussi quelques essais de digues pour arrêter le débordement de cette rivière.

Sur la rive droite, on creusa en partie le canal de Charras pour déblayer le terrain compris entre l'embouchure de la Charente et les marais de Saint-Louis dits la petite Flandre.

L'orage de la révolution qui devait éclater en 89 grondait déjà dans le lointain ; un malaise général se faisait sentir à l'avance, l'argent devenait rare dans le trésor public comme dans les transactions privées; alors l'activité qui avait d'abord été imprimée aux travaux se ralentit peu à peu, et bientôt ils cessèrent complètement; les ouvrages abandonnés tombèrent en ruines.

Plus tard, quand le génie du grand homme eût rendu à la France la gloire, le calme et la confiance, au commencement de ce siècle, un citoyen dont Rochefort conservera à jamais le souvenir, un premier médecin de la marine, à qui je suis heureux de payer ici un tribut de reconnaissance et de vénération, Cochon-Duvivier, qui venait d'être appelé au Corps Législatif, sentant que le moment était venu de reprendre et de compléter l'œuvre projetée, sollicita et obtint du Premier Consul une allocation d'un million.

Ce fut vers cette époque (août 1805) que M. Masquelez, jeune ingénieur des ponts et chaussées, fut envoyé à Rochefort avec la mission importante de réaliser la pensée de Dulaurens, de Reverseaux, et de Cochon-Duvivier. Il était impossible de choisir un homme qui comprît mieux les besoins du pays, qui s'identifiât davantage à ses intérêts, qui consacrât à cette œuvre immense plus de zèle, de désintéressement et de science. Pendant 40 ans, M. Masquelez a été constamment sur la brèche, disputant à l'eau le terrain qu'elle envahissait, creusant des canaux, élevant des digues, fertilisant le sol inculte, substituant aux émanations marécageuses un air salubre rendu plus vivifiant encore par de nombreuses plantations; et, dans cette longue lutte, jamais son courage n'a faibli, jamais ne s'est ralentie cette ardeur de conquêtes pacifiques qui tournaient toutes au profit de l'humanité. Messieurs, celui qui se sent la force de mener à bonne fin une si noble entreprise n'en demande le prix qu'à sa conscience; mais les marques de gratitude des populations, sauvées par lui des étreintes de l'épidémie, ne sauraient trouver son cœur insensible; M. Masquelez a eu deux fois dans sa vie cette douce récompense, cet insigne honneur. Le conseil municipal de Pont-l'Abbé lui a voté une glorieuse adresse; celui de Rochefort, au nom de tous ses concitoyens, lui a décerné une épée enrichie de diamants. Je sais que ma voix, fidèle écho du passé, ne saurait rien ajouter à ces précieuses distinctions, et je me bornerai à citer le plus rapidement possible les travaux dirigés par cet habile ingénieur; ce sera encore faire son éloge, et répondre en même temps à la question du programme.

Voici, et à peu près dans l'ordre où ils furent exécutés, les travaux d'assainissement dus à M. Masquelez :

Digues de la Charente. — Sur la rive droite, les digues partirent du fort Valon et vinrent aboutir au port militaire, en contournant le chenal de Charras. Sur la rive gauche, elles s'étendirent de la fontaine de Lupin à la Bridoire; plus tard, une digue beaucoup plus forte fut construite entre Fouras et le fort Valon, et enleva ainsi à la mer une vaste étendue de terrain dont l'agriculture profita. Cet ouvrage fut complété par un large fossé intérieur aux digues, destiné à recevoir les eaux des marais, et par des chenaux avec ponceaux à vanne, déversant dans la Charente.

Canal et hâvre de Brouage. — Le canal de Brouage, proprement dit, est compris entre les deux écluses dites de la Bridoire et de Brouage; sa longueur est de 13,300 mètres, sur une largeur moyenne de 17 mètres et une profondeur de 2 mèt. 50 c. Le hâvre, qui va de l'écluse de Brouage à la mer, a une longueur de 5,500 mètres environ, avec une largeur et une profondeur variables. L'écluse de la Bridoire est précédée d'un chenal de 500 mètres, se jetant dans la Charente. Le canal de Brouage établit donc une communication entre la Charente et la mer, il reçoit dans son parcours les eaux du canal de Pont-l'Abbé, celles d'une partie des marais de Brouage et celles des marais de Beaugeay. La navigation y est possible dans toutes les saisons.

Il existait à l'est de ce canal un marais qui remontait vers Pisany, dans une étendue de plus de 20 kilomètres. L'ancien canal de Pont-l'Abbé, comblé et devenu inutile, fut recreusé entièrement, et le dessèchement transforma le marais compris entre Pont-l'Abbé et Soulignac en prairies de première qualité, en jardins délicieux, en superbes plantations.

Le canal de Broue, creusé sous M. de Reverseaux, et qui reçoit à droite et à gauche les eaux des marais, fut rétabli par les soins des sociétés syndicales auxquelles M. Leterme, sous-préfet de Marennes, imprimait de son côté une vigoureuse impulsion.

Outre ces travaux gigantesques, dont le but est particulièrement le dessèchement et l'irrigation des marais de la rive gauche de la Charente ; un travail projeté et commencé par M. Masquelez est aujourd'hui en cours d'exécution ; c'est le canal de Marennes, destiné à établir une voie de communication entre le chenal du Lindron et le canal de Brouage, et par suite entre la Tremblade, Marennes et Rochefort.

Dessèchement des marais de la rive droite. — Commencé dès l'origine du dix-septième siècle, il fut poursuivi, puis abandonné par M. de Reverseaux. En 1808, M. Masquelez en refit le nivellement général et le projet ; en 1810, le travail fut entrepris ; il était terminé en 1812. Le canal s'étendait du gué Charron à Charras, long de 19,420 mètres, sur une largeur de 8 à 14 mètres, et une profondeur de 2 à 3 ; ces dimensions devaient le rendre navigable, mais le projet fut modifié, et il devint simplement un canal de dessèchement.

Pendant que ces notables améliorations s'accomplissaient au dehors, la ville de Rochefort réalisait aussi dans l'enceinte de ses murs d'heureuses modifications : les rues furent mieux pavées, les ruisseaux mieux disposés, des arbres furent plantés, la pompe à feu et le Château d'eau permirent l'établissement d'une irrigation abondante, qui s'opère aujourd'hui sur 52 points différents, à l'aide de tuyaux de conduite dont la longueur totale est de 4,324 mètres.

Tel est, Messieurs, en peu de mots résumant les faits les plus saillants, le secret de l'assainissement de Rochefort, considéré à un point de vue général. Sans aucun doute, l'hygiène privée a le droit de revendiquer sa part dans ce changement favorable ; les logements aujourd'hui sont plus aérés, plus sains qu'autrefois ; et, pour le dire en passant, la construction de ces petites maisons de la banlieue consacrées à la population ouvrière, et dont M. Leps, du faubourg, s'est en quelque sorte réservé le monopole, exercent sur la santé publique une salutaire influence. Mais ce ne sont là que des détails sans importance à côté de ce grand fait qui domine et absorbe tout, le dessèchement des marais.

A côté de lui cependant, se montre l'action médicale, et quelques lignes suffiront à mettre en évidence son rôle essentiel.

A mon début dans la carrière, la médecine était imbue des doctrines humorales, et je me rappelle fort bien comment on instituait le traitement des fièvres intermittentes à l'hôpital de Rochefort. Le jour d'entrée, on prescrivait au malade un vomitif; le lendemain, un purgatif; puis on attendait deux ou trois accès, pour bien juger le type de l'apyrexie, et ce n'était généralement qu'après cinq à six jours d'expectation qu'on administrait les préparations de quinquina. Il en résultait ce grave inconvénient qu'on laissait à la fièvre le temps de jeter de profondes racines dans l'organisme, et qu'elle opposait plus de résistance à l'action salutaire du spécifique du Pérou. D'un autre côté, les doses énormes du fébrifuge exotique pris en nature fatiguaient l'estomac, atténuaient ses fonctions, et ajoutaient un nouveau péril au mal existant. Plus tard, prévalut la méthode antiphlogistique de Broussais, aussi funeste au moins que la précédente, parce qu'elle enchaîne le principe de réaction dont l'organisme a besoin pour se débarrasser des miasmes paludéens; mais le règne de ce système fut de courte durée, à Rochefort surtout, où l'expérience locale ne tarda pas à montrer qu'après un accès il ne reste pas dans les organes de traces locales de son passage. Puis vint enfin la découverte des alcaloïdes du quinquina qui révolutionna la thérapeutique des fièvres de marais. Depuis 1825, grâce à la quinine, le traitement repose sur une base fixe et invariable; le sel du quinquina est donné dès la première apyrexie, sans préparation aucune, et la guérison, qui ne se fait plus attendre comme autrefois, est généralement à l'abri de rechûte. L'emploi de la quinine a contribué, presque autant que le dessèchement des marais, à l'assainissement du pays, et Rochefort, en témoignage de sa reconnaissance, devrait élever un monument à la mémoire de Pelletier et Caventon, bienfaiteurs de l'humanité.

J'arrive à la fin de ma tâche, et j'ai l'espérance, Messieurs, que ma conviction, basée sur des chiffres officiels, sur des faits authentiques, aura passé dans votre esprit. Ne croyez pas, cependant, que j'exagère la portée de mon appréciation en faveur de la salubrité de Rochefort. L'ère des améliorations n'est pas fermée; il reste bien des progrès à poursuivre; il faudrait opérer encore le dessèchement des vastes marais traversés par la Boutonne, tout en maintenant dans cette rivière un niveau d'eau compatible avec la navigation; il faudrait combler, pour les rendre à l'agriculture, les marais salans de Brouage et de Marennes; les mines de sel gemme ont détrôné ce genre d'industrie, et, tôt ou tard, les propriétaires de marais salans viendront d'eux-mêmes à les abandonner, pour déposer le fardeau d'une concurrence trop lourde à porter; il faudrait arrêter les déboisements et multiplier les plantations; il faudrait généraliser les trottoirs et les caniveaux, cet excellent et si hygiénique système de dallage des ruisseaux; il faudrait trouver à Rochefort une plus grande quantité d'eau pour les besoins de la population et pour les arrosages.

Mais tous ces besoins n'ont pas le degré d'urgence qui s'attachait jadis aux nécessités d'améliorations dont, depuis plusieurs années, nous recueillons les bénéfices. Le temps comblera avant peu ces *desiderata*, et notre situation sanitaire est, en attendant, très facilement supportable, puisque, si nous sommes plus souvent malades, nous mourons moins, à Rochefort, que dans la grande majorité des villes de France.

www.ingramcontent.com/pod-product-compliance
Ingram Content Group UK Ltd.
Pitfield, Milton Keynes, MK11 3LW, UK
UKHW012131240726
13965UKWH00005B/2106

9 782013 050821